CE REGISTRE DE BORD APPARTIENT À

Lieu et pays

Numéro de téléphone et e-mail

Médecin à contacter et numéro de téléphone

Personne à contacter en cas d'urgence et numéro de téléphone

 ISBN: 978-1-952966-09-5

ContactTracingLog@gmail.com

DÉFINITION DU TRAÇAGE DES CONTACTS

Le traçage des contacts est une stratégie de santé publique utilisée pour interrompre la propagation d'une maladie infectieuse. Le processus commence par parler à la 'personne d'intérêt' et découvrir avec qui elle a eu des contacts physiques au cours des dernières semaines. Ensuite, le processus traçe les contacts at les encourage à se faire tester pour l'infection et à la traiter. Ce processus est ensuite répété avec chaque contact exposé à l'infection. Le traçage des contacts soutient l'objectif de la santé publique de réduire les infections communautaires.

Les objectifs du traçage des contacts sont les suivants:

- Interrompre les modes de transmission, réduisant ainsi la propagation d'une infection dans la communauté;
- Alerter les 'personnes d'intérêt' sur la possibilité d'infection, puis proposer des conseils proactifs et préventifs;
- Offrir un diagnostic, des conseils et un traitement aux personnes infectées;
- Prévenir la personne de devenir infectée à nouveau si possible;
- Savoir plus sur l'impact d'une maladie sur une communauté spécifique. L'information aide à gérer et à contenir la propagation d'une maladie.

Le traçage des contacts est une étape cruciale pour le contrôle des maladies infectieuse. Il gère la propagation d'une maladie en abordant la transmission communautaire. Historiquement, les épidémies et les pandémies de maladies telles que la variole, la tuberculose, le virus Ebola, le VIH, la rougeole et le SRAS ont été largement gérées en utilisant des efforts exhaustifs de traçage des contacts qui ont localisé toutes les personnes infectées et leurs contacts. Le traçage des contacts est le plus efficace quand la majorité d'une communauté participe.

LES AUTEURS

Ce registre de bord a été rédigé par la professeure J. A. Talkington qui a obtenu son Doctorat en Sciences Environnementales à l'Université de l'État d'Oklahoma aux États-Unis.

La professeure Talkington a aussi étudié la symptomatologie des maladies, la toxicologie, la conception graphique, et les méthodes de recherche historiques.

La professeure Talkington est reconnue comme une historienne des sciences, une professeure de commerce, une enquêteuse en santé, une auteure, et une traceuse de contact certifiée.

Ce registre de bord a été co-rédigé et édité par le professeur N. S. Najd qui a obtenu son Doctorat en Ingénierie et Gestion Industrielles à l'Université de l'État d'Oklahoma aux États-Unis.

Le professeur Najd a aussi étudié l'ingénierie civile et environnementale, la pensée systémique, l'anglais, l'arabe, et le français.

Le professeur Najd est reconnu comme un chef de projet, un consultant de qualité, un professeur d'interdisciplinarité et de durabilité, un administrateur d'enseignement supérieur, et un traceur de contact certifié.

Ce registre de bord a été co-rédigé et édité par le professeur D. I. Doughan qui a obtenu son Doctorat en Enseignement Supérieur à l'Université Benedictine aux États-Unis.

Le professeur Doughan a aussi étudié la chimie organique physique, le développement de logiciels, l'anglais, l'arabe, et le français.

Le professeur Doughan est reconnu comme un éditeur, un traducteur, un professeur d'interdisciplinarité et de biochimie, un administrateur d'enseignement supérieur, et un traceur de contact certifié.

LE REGISTRE DE BORD

La version anglaise de ce registre de bord intitulée *Contact Tracing – A Logical Necessity*[MC] a été conçue par la professeure Talkington après un échange de courrier électronique avec un chercheur au Centre de Contrôle des Maladies aux États-Unis, concernant la façon de rendre le traçage des contacts plus rapide et efficace.

Il est essentiel que la 'personne d'intérêt' puisse identifier avec qui elle a été en contact au cours des semaines précédentes. Cela nécessite probablement de conserver un registre écrit de ses interactions avec les autres.

Si la 'personne d'intérêt' ne se souvient pas de toutes ses interactions, certaines informations cruciales seront perdues et le public sera plus en danger.

Tenant compte des problèmes de confidentialité liés à l'utilisation des données de téléphones cellulaires pour surveiller les mouvements des utilisateurs, un registre de bord semblait une solution logique et nécessaire.

Ayant reconnu la nécessité de ce registre de bord, les auteurs ont assemblé des équipes bilingues de chercheurs internationaux pour le produire en plusieurs langues.

Ce livre de formulaires permet à une personne d'enregistrer l'information vitale liée aux sorties et aux interactions avec les autres.

Ce registre de bord est disponible sous forme de livre de poche de différentes tailles sur les sites Web d'Amazon dans le monde entier.

L'état de votre santé:

Excellente!

LE LIEU et l'adresse	LES NOMS y compris vos compagnon	Le masque sur les autres (Oui / Non)	TEMPS D'ARRIVÉE	TEMPS DE DÉPART	Vos mains ont été lavées avant (Oui / Non)	Vos mains ont été désinfectées avant (Oui / Non)	Le masque sur vous (Oui / Non)	Votre mode de transport	Votre température corporelle	À l'extérieur ou à l'intérieur	Le nombre de personnes	Vos mains ont été lavées après (Oui / Non)	Vos mains ont été désinfectées après (Oui / Non)
Place du carrousel	*Jean S.*	*Oui*											
Musée du	*Claude P.*	*Non*	*12 h 30*	*13 h 15*	*Oui*	*Non*	*Oui*	*Vélo*	*37.0*	*Ext.*	*6-10*	*Non*	*Oui*
Louvre	*Aisha B.*	*Oui*											
Rue de Lille													
La Poste	*Benoît L.*	*Oui*	*13 h 20*	*13 h 30*	*Non*	*Oui*	*Oui*	*Vélo*		*Int.*	*3*	*Non*	*Oui*
	employé												
	Au moins 2 mètres de distance entre nous Votre description de la distanciation sociale												

LA DATE: *24 Juin 2020*

Vos mains ont été désinfectées après — Oui / Non

Vos mains ont été lavées après — Oui / Non

Le nombre de personnes

À l'extérieur ou à l'intérieur

Votre température corporelle

Votre mode de transport

Le masque sur vous — Oui / Non

Vos mains ont été désinfectées avant — Oui / Non

Vos mains ont été lavées avant — Oui / Non

TEMPS DE DÉPART

TEMPS D'ARRIVÉE

Le masque sur les autres — Oui / Non

L'état de votre santé:

LE LIEU
et l'adresse

Votre description de la distanciation sociale

LA DATE:

LA DATE:

Vos mains ont été désinfectées après — Oui / Non

Vos mains ont été lavées après — Oui / Non

Le nombre de personnes

À l'extérieur ou à l'intérieur

Votre température corporelle

Votre mode de transport

Le masque sur vous — Oui / Non

Vos mains ont été désinfectées avant — Oui / Non

Vos mains ont été lavées avant — Oui / Non

TEMPS DE DÉPART

TEMPS D'ARRIVÉE

Le masque sur les autres — Oui / Non

Votre description de la distanciation sociale

L'état de votre santé:

LE LIEU
et l'adresse

LA DATE:

Vos mains ont été désinfectées après — Oui / Non

Vos mains ont été lavées après — Oui / Non

Le nombre de personnes

À l'extérieur ou à l'intérieur

Votre température corporelle

Votre mode de transport

Le masque sur vous — Oui / Non

Vos mains ont été désinfectées avant — Oui / Non

Vos mains ont été lavées avant — Oui / Non

TEMPS DE DÉPART

TEMPS D'ARRIVÉE

Le masque sur les autres — Oui / Non

Votre description de la distanciation sociale

L'état de votre santé:

LE LIEU
et l'adresse

LA DATE:

Vos mains ont été désinfectées après — Oui / Non

Vos mains ont été lavées après — Oui / Non

Le nombre de personnes

À l'extérieur ou à l'intérieur

Votre température corporelle

Votre mode de transport

Le masque sur vous — Oui / Non

Vos mains ont été désinfectées avant — Oui / Non

Vos mains ont été lavées avant — Oui / Non

TEMPS DE DÉPART

TEMPS D'ARRIVÉE

Le masque sur les autres — Oui / Non

Votre description de la distanciation sociale

L'état de votre santé:

LE LIEU
et l'adresse

Vos mains ont été désinfectées après | Oui | Non

Vos mains ont été lavées après | Oui | Non

Le nombre de personnes

À l'extérieur ou à l'intérieur

Votre température corporelle

Votre mode de transport

Le masque sur vous | Oui | Non

Vos mains ont été désinfectées avant | Oui | Non

Vos mains ont été lavées avant | Oui | Non

TEMPS DE DÉPART

TEMPS D'ARRIVÉE

Le masque sur les autres | Oui | Non

L'état de votre santé:

LE LIEU
et l'adresse

Votre description de la distanciation sociale

LA DATE:

LA DATE:

Vos mains ont été désinfectées après — Oui / Non

Vos mains ont été lavées après — Oui / Non

Le nombre de personnes

À l'extérieur ou à l'intérieur

Votre température corporelle

Votre mode de transport

Le masque sur vous — Oui / Non

Vos mains ont été désinfectées avant — Oui / Non

Vos mains ont été lavées avant — Oui / Non

TEMPS DE DÉPART

TEMPS D'ARRIVÉE

Le masque sur les autres — Oui / Non

Votre description de la distanciation sociale

L'état de votre santé:

LE LIEU
et l'adresse

LA DATE:

Vos mains ont été désinfectées après — Oui / Non

Vos mains ont été lavées après — Oui / Non

Le nombre de personnes

À l'extérieur ou à l'intérieur

Votre température corporelle

Votre mode de transport

Le masque sur vous — Oui / Non

Vos mains ont été désinfectées avant — Oui / Non

Vos mains ont été lavées avant — Oui / Non

TEMPS DE DÉPART

TEMPS D'ARRIVÉE

Le masque sur les autres — Oui / Non

Votre description de la distanciation sociale

L'état de votre santé:

LE LIEU
et l'adresse

Vos mains ont été désinfectées après | Oui / Non

Vos mains ont été lavées après | Oui / Non

Le nombre de personnes

À l'extérieur ou à l'intérieur

Votre température corporelle

Votre mode de transport

Le masque sur vous | Oui / Non

Vos mains ont été désinfectées avant | Oui / Non

Vos mains ont été lavées avant | Oui / Non

TEMPS DE DÉPART

TEMPS D'ARRIVÉE

Le masque sur les autres | Oui / Non

L'état de votre santé:

LE LIEU
et l'adresse

Votre description de la distanciation sociale

LA DATE:

LA DATE:

Vos mains ont été désinfectées après	**Oui / Non**
Vos mains ont été lavées après	**Oui / Non**
Le nombre de personnes	
À l'extérieur ou à l'intérieur	
Votre température corporelle	
Votre mode de transport	
Le masque sur vous	**Oui / Non**
Vos mains ont été désinfectées avant	**Oui / Non**
Vos mains ont été lavées avant	**Oui / Non**
TEMPS DE DÉPART	
TEMPS D'ARRIVÉE	
Le masque sur les autres	**Oui / Non**

Votre description de la distanciation sociale

L'état de votre santé:

LE LIEU
et l'adresse

Vos mains ont été désinfectées après | Oui | Non

Vos mains ont été lavées après | Oui | Non

Le nombre de personnes

À l'extérieur ou à l'intérieur

Votre température corporelle

Votre mode de transport

Le masque sur vous | Oui | Non

Vos mains ont été désinfectées avant | Oui | Non

Vos mains ont été lavées avant | Oui | Non

TEMPS DE DÉPART

TEMPS D'ARRIVÉE

Le masque sur les autres | Oui | Non

L'état de votre santé:

LE LIEU
et l'adresse

Votre description de la distanciation sociale

LA DATE:

LA DATE:

Vos mains ont été désinfectées après — Oui | Non

Vos mains ont été lavées après — Oui | Non

Le nombre de personnes

À l'extérieur ou à l'intérieur

Votre température corporelle

Votre mode de transport

Le masque sur vous — Oui | Non

Vos mains ont été désinfectées avant — Oui | Non

Vos mains ont été lavées avant — Oui | Non

TEMPS DE DÉPART

TEMPS D'ARRIVÉE

Le masque sur les autres — Oui | Non

Votre description de la distanciation sociale

L'état de votre santé:

LE LIEU
et l'adresse

LA DATE:

Vos mains ont été désinfectées après — Oui | Non

Vos mains ont été lavées après — Oui | Non

Le nombre de personnes

À l'extérieur ou à l'intérieur

Votre température corporelle

Votre mode de transport

Le masque sur vous — Oui | Non

Vos mains ont été désinfectées avant — Oui | Non

Vos mains ont été lavées avant — Oui | Non

TEMPS DE DÉPART

TEMPS D'ARRIVÉE

Le masque sur les autres — Oui | Non

Votre description de la distanciation sociale

L'état de votre santé:

LE LIEU
et l'adresse

LA DATE:

Vos mains ont été désinfectées après — Oui / Non

Vos mains ont été lavées après — Oui / Non

Le nombre de personnes

À l'extérieur ou à l'intérieur

Votre température corporelle

Votre mode de transport

Le masque sur vous — Oui / Non

Vos mains ont été désinfectées avant — Oui / Non

Vos mains ont été lavées avant — Oui / Non

TEMPS DE DÉPART

TEMPS D'ARRIVÉE

Le masque sur les autres — Oui / Non

Votre description de la distanciation sociale

L'état de votre santé:

LE LIEU
et l'adresse

Vos mains ont été désinfectées après — Oui / Non

Vos mains ont été lavées après — Oui / Non

Le nombre de personnes

À l'extérieur ou à l'intérieur

Votre température corporelle

Votre mode de transport

Le masque sur vous — Oui / Non

Vos mains ont été désinfectées avant — Oui / Non

Vos mains ont été lavées avant — Oui / Non

TEMPS DE DÉPART

TEMPS D'ARRIVÉE

Le masque sur les autres — Oui / Non

L'état de votre santé:

LA DATE:

Votre description de la distanciation sociale

LE LIEU
et l'adresse

LA DATE:

Vos mains ont été désinfectées après — **Oui | Non**

Vos mains ont été lavées après — **Oui | Non**

Le nombre de personnes

À l'extérieur ou à l'intérieur

Votre température corporelle

Votre mode de transport

Le masque sur vous — **Oui | Non**

Vos mains ont été désinfectées avant — **Oui | Non**

Vos mains ont été lavées avant — **Oui | Non**

TEMPS DE DÉPART

TEMPS D'ARRIVÉE

Le masque sur les autres — **Oui | Non**

Votre description de la distanciation sociale

L'état de votre santé:

LE LIEU
et l'adresse

Vos mains ont été désinfectées après — Oui | Non

Vos mains ont été lavées après — Oui | Non

Le nombre de personnes

À l'extérieur ou à l'intérieur

Votre température corporelle

Votre mode de transport

Le masque sur vous — Oui | Non

Vos mains ont été désinfectées avant — Oui | Non

Vos mains ont été lavées avant — Oui | Non

TEMPS DE DÉPART

TEMPS D'ARRIVÉE

Le masque sur les autres — Oui | Non

LA DATE:

Votre description de la distanciation sociale

L'état de votre santé:

LE LIEU
et l'adresse

LA DATE:

Vos mains ont été désinfectées après Oui | Non

Vos mains ont été lavées après Oui | Non

Le nombre de personnes

À l'extérieur ou à l'intérieur

Votre température corporelle

Votre mode de transport

Le masque sur vous Oui | Non

Vos mains ont été désinfectées avant Oui | Non

Vos mains ont été lavées avant Oui | Non

TEMPS DE DÉPART

TEMPS D'ARRIVÉE

Le masque sur les autres Oui | Non

Votre description de la distanciation sociale

L'état de votre santé:

LE LIEU et l'adresse

Vos mains ont été désinfectées après — Oui / Non

Vos mains ont été lavées après — Oui / Non

Le nombre de personnes

À l'extérieur ou à l'intérieur

Votre température corporelle

Votre mode de transport

Le masque sur vous — Oui / Non

Vos mains ont été désinfectées avant — Oui / Non

Vos mains ont été lavées avant — Oui / Non

TEMPS DE DÉPART

TEMPS D'ARRIVÉE

Le masque sur les autres — Oui / Non

Votre description de la distanciation sociale

L'état de votre santé:

LE LIEU
et l'adresse

LA DATE:

LA DATE:

Vos mains ont été désinfectées après — Oui / Non

Vos mains ont été lavées après — Oui / Non

Le nombre de personnes

À l'extérieur ou à l'intérieur

Votre température corporelle

Votre mode de transport

Le masque sur vous — Oui / Non

Vos mains ont été désinfectées avant — Oui / Non

Vos mains ont été lavées avant — Oui / Non

TEMPS DE DÉPART

TEMPS D'ARRIVÉE

Le masque sur les autres — Oui / Non

Votre description de la distanciation sociale

L'état de votre santé:

LE LIEU
et l'adresse

LA DATE:

Vos mains ont été désinfectées après | Oui | Non

Vos mains ont été lavées après | Oui | Non

Le nombre de personnes

À l'extérieur ou à l'intérieur

Votre température corporelle

Votre mode de transport

Le masque sur vous | Oui | Non

Vos mains ont été désinfectées avant | Oui | Non

Vos mains ont été lavées avant | Oui | Non

TEMPS DE DÉPART

TEMPS D'ARRIVÉE

Le masque sur les autres | Oui | Non

Votre description de la distanciation sociale

L'état de votre santé:

LE LIEU
et l'adresse

Vos mains ont été désinfectées après | Oui / Non

Vos mains ont été lavées après | Oui / Non

Le nombre de personnes

À l'extérieur ou à l'intérieur

Votre température corporelle

Votre mode de transport

Le masque sur vous | Oui / Non

Vos mains ont été désinfectées avant | Oui / Non

Vos mains ont été lavées avant | Oui / Non

TEMPS DE DÉPART

TEMPS D'ARRIVÉE

Le masque sur les autres | Oui / Non

L'état de votre santé:

LE LIEU
et l'adresse

Votre description de la distanciation sociale

LA DATE:

Vos mains ont été désinfectées après | Oui / Non

Vos mains ont été lavées après | Oui / Non

Le nombre de personnes

À l'extérieur ou à l'intérieur

Votre température corporelle

Votre mode de transport

Le masque sur vous | Oui / Non

Vos mains ont été désinfectées avant | Oui / Non

Vos mains ont été lavées avant | Oui / Non

TEMPS DE DÉPART

TEMPS D'ARRIVÉE

Le masque sur les autres | Oui / Non

L'état de votre santé:

Votre description de la distanciation sociale

LE LIEU et l'adresse

LA DATE:

Vos mains ont été désinfectées après | Oui | Non

Vos mains ont été lavées après | Oui | Non

Le nombre de personnes

À l'extérieur ou à l'intérieur

Votre température corporelle

Votre mode de transport

Le masque sur vous | Oui | Non

Vos mains ont été désinfectées avant | Oui | Non

Vos mains ont été lavées avant | Oui | Non

TEMPS DE DÉPART

TEMPS D'ARRIVÉE

Le masque sur les autres | Oui | Non

Votre description de la distanciation sociale

L'état de votre santé:

LE LIEU
et l'adresse

LA DATE:

Vos mains ont été désinfectées après — Oui / Non

Vos mains ont été lavées après — Oui / Non

Le nombre de personnes

À l'extérieur ou à l'intérieur

Votre température corporelle

Votre mode de transport

Le masque sur vous — Oui / Non

Vos mains ont été désinfectées avant — Oui / Non

Vos mains ont été lavées avant — Oui / Non

TEMPS DE DÉPART

TEMPS D'ARRIVÉE

Le masque sur les autres — Oui / Non

L'état de votre santé:

LE LIEU
et l'adresse

Votre description de la distanciation sociale

LA DATE:

LA DATE:

Vos mains ont été désinfectées après — Oui / Non

Vos mains ont été lavées après — Oui / Non

Le nombre de personnes

À l'extérieur ou à l'intérieur

Votre température corporelle

Votre mode de transport

Le masque sur vous — Oui / Non

Vos mains ont été désinfectées avant — Oui / Non

Vos mains ont été lavées avant — Oui / Non

TEMPS DE DÉPART

TEMPS D'ARRIVÉE

Le masque sur les autres — Oui / Non

Votre description de la distanciation sociale

L'état de votre santé:

LE LIEU
et l'adresse

Vos mains ont été désinfectées après | Oui | Non

Vos mains ont été lavées après | Oui | Non

Le nombre de personnes

À l'extérieur ou à l'intérieur

Votre température corporelle

Votre mode de transport

Le masque sur vous | Oui | Non

Vos mains ont été désinfectées avant | Oui | Non

Vos mains ont été lavées avant | Oui | Non

TEMPS DE DÉPART

TEMPS D'ARRIVÉE

Le masque sur les autres | Oui | Non

Votre description de la distanciation sociale

L'état de votre santé:

LE LIEU

et l'adresse

LA DATE:

LA DATE:

Vos mains ont été désinfectées après — Oui / Non

Vos mains ont été lavées après — Oui / Non

Le nombre de personnes

À l'extérieur ou à l'intérieur

Votre température corporelle

Votre mode de transport

Le masque sur vous — Oui / Non

Vos mains ont été désinfectées avant — Oui / Non

Vos mains ont été lavées avant — Oui / Non

TEMPS DE DÉPART

TEMPS D'ARRIVÉE

Le masque sur les autres — Oui / Non

Votre description de la distanciation sociale

L'état de votre santé:

LE LIEU
et l'adresse

LA DATE:

Vos mains ont été désinfectées après — Oui / Non

Vos mains ont été lavées après — Oui / Non

Le nombre de personnes

À l'extérieur ou à l'intérieur

Votre température corporelle

Votre mode de transport

Le masque sur vous — Oui / Non

Vos mains ont été désinfectées avant — Oui / Non

Vos mains ont été lavées avant — Oui / Non

TEMPS DE DÉPART

TEMPS D'ARRIVÉE

Le masque sur les autres — Oui / Non

Votre description de la distanciation sociale

L'état de votre santé:

LE LIEU
et l'adresse

Vos mains ont été désinfectées après — Oui / Non

Vos mains ont été lavées après — Oui / Non

Le nombre de personnes

À l'extérieur ou à l'intérieur

Votre température corporelle

Votre mode de transport

Le masque sur vous — Oui / Non

Vos mains ont été désinfectées avant — Oui / Non

Vos mains ont été lavées avant — Oui / Non

TEMPS DE DÉPART

TEMPS D'ARRIVÉE

Le masque sur les autres — Oui / Non

L'état de votre santé:

LE LIEU
et l'adresse

Votre description de la distanciation sociale

LA DATE:

Vos mains ont été désinfectées après | Oui / Non

Vos mains ont été lavées après | Oui / Non

Le nombre de personnes

À l'extérieur ou à l'intérieur

Votre température corporelle

Votre mode de transport

Le masque sur vous | Oui / Non

Vos mains ont été désinfectées avant | Oui / Non

Vos mains ont été lavées avant | Oui / Non

TEMPS DE DÉPART

TEMPS D'ARRIVÉE

Le masque sur les autres | Oui / Non

LA DATE:

Votre description de la distanciation sociale

L'état de votre santé:

LE LIEU
et l'adresse

LA DATE:

Vos mains ont été désinfectées après — Oui / Non

Vos mains ont été lavées après — Oui / Non

Le nombre de personnes

À l'extérieur ou à l'intérieur

Votre température corporelle

Votre mode de transport

Le masque sur vous — Oui / Non

Vos mains ont été désinfectées avant — Oui / Non

Vos mains ont été lavées avant — Oui / Non

TEMPS DE DÉPART

TEMPS D'ARRIVÉE

Le masque sur les autres — Oui / Non

Votre description de la distanciation sociale

L'état de votre santé:

LE LIEU
et l'adresse

Vos mains ont été désinfectées après — Oui / Non

Vos mains ont été lavées après — Oui / Non

Le nombre de personnes

À l'extérieur ou à l'intérieur

Votre température corporelle

Votre mode de transport

Le masque sur vous — Oui / Non

Vos mains ont été désinfectées avant — Oui / Non

Vos mains ont été lavées avant — Oui / Non

TEMPS DE DÉPART

TEMPS D'ARRIVÉE

Le masque sur les autres — Oui / Non

L'état de votre santé:

LE LIEU
et l'adresse

Votre description de la distanciation sociale

LA DATE:

Vos mains ont été désinfectées après — Oui | Non

Vos mains ont été lavées après — Oui | Non

Le nombre de personnes

À l'extérieur ou à l'intérieur

Votre température corporelle

Votre mode de transport

Le masque sur vous — Oui | Non

Vos mains ont été désinfectées avant — Oui | Non

Vos mains ont été lavées avant — Oui | Non

TEMPS DE DÉPART

TEMPS D'ARRIVÉE

Le masque sur les autres — Oui | Non

L'état de votre santé:

LA DATE:

Votre description de la distanciation sociale

LE LIEU
et l'adresse

Vos mains ont été désinfectées après | Oui | Non

Vos mains ont été lavées après | Oui | Non

Le nombre de personnes

À l'extérieur ou à l'intérieur

Votre température corporelle

Votre mode de transport

Le masque sur vous | Oui | Non

Vos mains ont été désinfectées avant | Oui | Non

Vos mains ont été lavées avant | Oui | Non

TEMPS DE DÉPART

TEMPS D'ARRIVÉE

Le masque sur les autres | Oui | Non

LA DATE:

Votre description de la distanciation sociale

L'état de votre santé:

LE LIEU
et l'adresse

LA DATE:

Vos mains ont été désinfectées après | Oui | Non

Vos mains ont été lavées après | Oui | Non

Le nombre de personnes

À l'extérieur ou à l'intérieur

Votre température corporelle

Votre mode de transport

Le masque sur vous | Oui | Non

Vos mains ont été désinfectées avant | Oui | Non

Vos mains ont été lavées avant | Oui | Non

TEMPS DE DÉPART

TEMPS D'ARRIVÉE

Le masque sur les autres | Oui | Non

Votre description de la distanciation sociale

L'état de votre santé:

LE LIEU
et l'adresse

Vos mains ont été désinfectées après — Oui / Non

Vos mains ont été lavées après — Oui / Non

Le nombre de personnes

À l'extérieur ou à l'intérieur

Votre température corporelle

Votre mode de transport

Le masque sur vous — Oui / Non

Vos mains ont été désinfectées avant — Oui / Non

Vos mains ont été lavées avant — Oui / Non

TEMPS DE DÉPART

TEMPS D'ARRIVÉE

Le masque sur les autres — Oui / Non

Votre description de la distanciation sociale

L'état de votre santé:

LE LIEU
et l'adresse

LA DATE:

Vos mains ont été désinfectées après | Oui | Non

Vos mains ont été lavées après | Oui | Non

Le nombre de personnes

À l'extérieur ou à l'intérieur

Votre température corporelle

Votre mode de transport

Le masque sur vous | Oui | Non

Vos mains ont été désinfectées avant | Oui | Non

Vos mains ont été lavées avant | Oui | Non

TEMPS DE DÉPART

TEMPS D'ARRIVÉE

Le masque sur les autres | Oui | Non

L'état de votre santé:

LE LIEU
et l'adresse

Votre description de
la distanciation sociale

LA DATE:

LA DATE:

Vos mains ont été désinfectées après Oui | Non

Vos mains ont été lavées après Oui | Non

Le nombre de personnes

À l'extérieur ou à l'intérieur

Votre température corporelle

Votre mode de transport

Le masque sur vous Oui | Non

Vos mains ont été désinfectées avant Oui | Non

Vos mains ont été lavées avant Oui | Non

TEMPS DE DÉPART

TEMPS D'ARRIVÉE

Le masque sur les autres Oui | Non

Votre description de la distanciation sociale

L'état de votre santé:

LE LIEU
et l'adresse

LA DATE:

Vos mains ont été désinfectées après — Oui | Non

Vos mains ont été lavées après — Oui | Non

Le nombre de personnes

À l'extérieur ou à l'intérieur

Votre température corporelle

Votre mode de transport

Le masque sur vous — Oui | Non

Vos mains ont été désinfectées avant — Oui | Non

Vos mains ont été lavées avant — Oui | Non

TEMPS DE DÉPART

TEMPS D'ARRIVÉE

Le masque sur les autres — Oui | Non

Votre description de la distanciation sociale

L'état de votre santé:

LE LIEU
et l'adresse

Vos mains ont été désinfectées après | Oui | Non

Vos mains ont été lavées après | Oui | Non

Le nombre de personnes

À l'extérieur ou à l'intérieur

Votre température corporelle

Votre mode de transport

Le masque sur vous | Oui | Non

Vos mains ont été désinfectées avant | Oui | Non

Vos mains ont été lavées avant | Oui | Non

TEMPS DE DÉPART

TEMPS D'ARRIVÉE

Le masque sur les autres | Oui | Non

Votre description de la distanciation sociale

L'état de votre santé:

LE LIEU
et l'adresse

LA DATE:

LA DATE:

Vos mains ont été désinfectées après — Oui / Non

Vos mains ont été lavées après — Oui / Non

Le nombre de personnes

À l'extérieur ou à l'intérieur

Votre température corporelle

Votre mode de transport

Le masque sur vous — Oui / Non

Vos mains ont été désinfectées avant — Oui / Non

Vos mains ont été lavées avant — Oui / Non

TEMPS DE DÉPART

TEMPS D'ARRIVÉE

Le masque sur les autres — Oui / Non

Votre description de la distanciation sociale

L'état de votre santé:

LE LIEU
et l'adresse

Vos mains ont été désinfectées après — Oui | Non

Vos mains ont été lavées après — Oui | Non

Le nombre de personnes

À l'extérieur ou à l'intérieur

Votre température corporelle

Votre mode de transport

Le masque sur vous — Oui | Non

Vos mains ont été désinfectées avant — Oui | Non

Vos mains ont été lavées avant — Oui | Non

TEMPS DE DÉPART

TEMPS D'ARRIVÉE

Le masque sur les autres — Oui | Non

L'état de votre santé:

LE LIEU
et l'adresse

Votre description de la distanciation sociale

LA DATE:

Vos mains ont été désinfectées après — Oui / Non

Vos mains ont été lavées après — Oui / Non

Le nombre de personnes

À l'extérieur ou à l'intérieur

Votre température corporelle

Votre mode de transport

Le masque sur vous — Oui / Non

Vos mains ont été désinfectées avant — Oui / Non

Vos mains ont été lavées avant — Oui / Non

TEMPS DE DÉPART

TEMPS D'ARRIVÉE

Le masque sur les autres — Oui / Non

L'état de votre santé:

LE LIEU
et l'adresse

Votre description de la distanciation sociale

LA DATE:

LA DATE:

Vos mains ont été désinfectées après — Oui | Non

Vos mains ont été lavées après — Oui | Non

Le nombre de personnes

À l'extérieur ou à l'intérieur

Votre température corporelle

Votre mode de transport

Le masque sur vous — Oui | Non

Vos mains ont été désinfectées avant — Oui | Non

Vos mains ont été lavées avant — Oui | Non

TEMPS DE DÉPART

TEMPS D'ARRIVÉE

Le masque sur les autres — Oui | Non

Votre description de la distanciation sociale

L'état de votre santé:

LE LIEU
et l'adresse

Vos mains ont été désinfectées après | Oui / Non

Vos mains ont été lavées après | Oui / Non

Le nombre de personnes

À l'extérieur ou à l'intérieur

Votre température corporelle

Votre mode de transport

Le masque sur vous | Oui / Non

Vos mains ont été désinfectées avant | Oui / Non

Vos mains ont été lavées avant | Oui / Non

TEMPS DE DÉPART

TEMPS D'ARRIVÉE

Le masque sur les autres | Oui / Non

L'état de votre santé:

LE LIEU
et l'adresse

Votre description de
la distanciation sociale

LA DATE:

LA DATE:

Vos mains ont été désinfectées après — Oui | Non

Vos mains ont été lavées après — Oui | Non

Le nombre de personnes

À l'extérieur ou à l'intérieur

Votre température corporelle

Votre mode de transport

Le masque sur vous — Oui | Non

Vos mains ont été désinfectées avant — Oui | Non

Vos mains ont été lavées avant — Oui | Non

TEMPS DE DÉPART

TEMPS D'ARRIVÉE

Le masque sur les autres — Oui | Non

Votre description de la distanciation sociale

L'état de votre santé:

LE LIEU
et l'adresse

LA DATE:

Vos mains ont été désinfectées après — Oui | Non

Vos mains ont été lavées après — Oui | Non

Le nombre de personnes

À l'extérieur ou à l'intérieur

Votre température corporelle

Votre mode de transport

Le masque sur vous — Oui | Non

Vos mains ont été désinfectées avant — Oui | Non

Vos mains ont été lavées avant — Oui | Non

TEMPS DE DÉPART

TEMPS D'ARRIVÉE

Le masque sur les autres — Oui | Non

Votre description de la distanciation sociale

L'état de votre santé:

LE LIEU
et l'adresse

Vos mains ont été désinfectées après | Oui / Non

Vos mains ont été lavées après | Oui / Non

Le nombre de personnes

À l'extérieur ou à l'intérieur

Votre température corporelle

Votre mode de transport

Le masque sur vous | Oui / Non

Vos mains ont été désinfectées avant | Oui / Non

Vos mains ont été lavées avant | Oui / Non

TEMPS DE DÉPART

TEMPS D'ARRIVÉE

Le masque sur les autres | Oui / Non

L'état de votre santé:

LE LIEU
et l'adresse

Votre description de la distanciation sociale

LA DATE:

Vos mains ont été désinfectées après | Oui / Non

Vos mains ont été lavées après | Oui / Non

Le nombre de personnes

À l'extérieur ou à l'intérieur

Votre température corporelle

Votre mode de transport

Le masque sur vous | Oui / Non

Vos mains ont été désinfectées avant | Oui / Non

Vos mains ont été lavées avant | Oui / Non

TEMPS DE DÉPART

TEMPS D'ARRIVÉE

Le masque sur les autres | Oui / Non

L'état de votre santé:

LE LIEU
et l'adresse

Votre description de la distanciation sociale

LA DATE:

LA DATE:

Vos mains ont été désinfectées après — Oui | Non

Vos mains ont été lavées après — Oui | Non

Le nombre de personnes

À l'extérieur ou à l'intérieur

Votre température corporelle

Votre mode de transport

Le masque sur vous — Oui | Non

Vos mains ont été désinfectées avant — Oui | Non

Vos mains ont été lavées avant — Oui | Non

TEMPS DE DÉPART

TEMPS D'ARRIVÉE

Le masque sur les autres — Oui | Non

Votre description de la distanciation sociale

L'état de votre santé:

LE LIEU
et l'adresse

Vos mains ont été désinfectées après — Oui / Non

Vos mains ont été lavées après — Oui / Non

Le nombre de personnes

À l'extérieur ou à l'intérieur

Votre température corporelle

Votre mode de transport

Le masque sur vous — Oui / Non

Vos mains ont été désinfectées avant — Oui / Non

Vos mains ont été lavées avant — Oui / Non

TEMPS DE DÉPART

TEMPS D'ARRIVÉE

Le masque sur les autres — Oui / Non

Votre description de la distanciation sociale

L'état de votre santé:

LE LIEU
et l'adresse

LA DATE:

LA DATE:

Vos mains ont été désinfectées après	Oui / Non	
Vos mains ont été lavées après	Oui / Non	
Le nombre de personnes		
À l'extérieur ou à l'intérieur		
Votre température corporelle		
Votre mode de transport		
Le masque sur vous	Oui / Non	
Vos mains ont été désinfectées avant	Oui / Non	
Vos mains ont été lavées avant	Oui / Non	
TEMPS DE DÉPART		
TEMPS D'ARRIVÉE		
Le masque sur les autres	Oui / Non	

Votre description de la distanciation sociale

L'état de votre santé:

LE LIEU
et l'adresse

LA DATE:

Vos mains ont été désinfectées après | Oui | Non

Vos mains ont été lavées après | Oui | Non

Le nombre de personnes

À l'extérieur ou à l'intérieur

Votre température corporelle

Votre mode de transport

Le masque sur vous | Oui | Non

Vos mains ont été désinfectées avant | Oui | Non

Vos mains ont été lavées avant | Oui | Non

TEMPS DE DÉPART

TEMPS D'ARRIVÉE

Le masque sur les autres | Oui | Non

Votre description de la distanciation sociale

L'état de votre santé:

LE LIEU
et l'adresse

LA DATE:

Vos mains ont été désinfectées après — Oui | Non

Vos mains ont été lavées après — Oui | Non

Le nombre de personnes

À l'extérieur ou à l'intérieur

Votre température corporelle

Votre mode de transport

Le masque sur vous — Oui | Non

Vos mains ont été désinfectées avant — Oui | Non

Vos mains ont été lavées avant — Oui | Non

TEMPS DE DÉPART

TEMPS D'ARRIVÉE

Le masque sur les autres — Oui | Non

Votre description de la distanciation sociale

L'état de votre santé:

LE LIEU
et l'adresse

Vos mains ont été désinfectées après — Oui / Non

Vos mains ont été lavées après — Oui / Non

Le nombre de personnes

À l'extérieur ou à l'intérieur

Votre température corporelle

Votre mode de transport

Le masque sur vous — Oui / Non

Vos mains ont été désinfectées avant — Oui / Non

Vos mains ont été lavées avant — Oui / Non

TEMPS DE DÉPART

TEMPS D'ARRIVÉE

Le masque sur les autres — Oui / Non

L'état de votre santé:

LE LIEU
et l'adresse

Votre description de
la distanciation sociale

LA DATE:

LA DATE:

Vos mains ont été désinfectées après | Oui / Non

Vos mains ont été lavées après | Oui / Non

Le nombre de personnes

À l'extérieur ou à l'intérieur

Votre température corporelle

Votre mode de transport

Le masque sur vous | Oui / Non

Vos mains ont été désinfectées avant | Oui / Non

Vos mains ont été lavées avant | Oui / Non

TEMPS DE DÉPART

TEMPS D'ARRIVÉE

Le masque sur les autres | Oui / Non

Votre description de la distanciation sociale

L'état de votre santé:

LE LIEU
et l'adresse

Vos mains ont été désinfectées après | Oui / Non

Vos mains ont été lavées après | Oui / Non

Le nombre de personnes

À l'extérieur ou à l'intérieur

Votre température corporelle

Votre mode de transport

Le masque sur vous | Oui / Non

Vos mains ont été désinfectées avant | Oui / Non

Vos mains ont été lavées avant | Oui / Non

TEMPS DE DÉPART

TEMPS D'ARRIVÉE

Le masque sur les autres | Oui / Non

L'état de votre santé:

LE LIEU
et l'adresse

Votre description de
la distanciation sociale

LA DATE:

Vos mains ont été désinfectées après | Oui | Non

Vos mains ont été lavées après | Oui | Non

Le nombre de personnes

À l'extérieur ou à l'intérieur

Votre température corporelle

Votre mode de transport

Le masque sur vous | Oui | Non

Vos mains ont été désinfectées avant | Oui | Non

Vos mains ont été lavées avant | Oui | Non

TEMPS DE DÉPART

TEMPS D'ARRIVÉE

Le masque sur les autres | Oui | Non

L'état de votre santé:

LE LIEU

et l'adresse

Votre description de la distanciation sociale

LA DATE:

Vos mains ont été désinfectées après — Oui / Non

Vos mains ont été lavées après — Oui / Non

Le nombre de personnes

À l'extérieur ou à l'intérieur

Votre température corporelle

Votre mode de transport

Le masque sur vous — Oui / Non

Vos mains ont été désinfectées avant — Oui / Non

Vos mains ont été lavées avant — Oui / Non

TEMPS DE DÉPART

TEMPS D'ARRIVÉE

Le masque sur les autres — Oui / Non

L'état de votre santé:

LA DATE:

Votre description de la distanciation sociale

LE LIEU
et l'adresse

LA DATE:

Vos mains ont été désinfectées après | Oui / Non

Vos mains ont été lavées après | Oui / Non

Le nombre de personnes

À l'extérieur ou à l'intérieur

Votre température corporelle

Votre mode de transport

Le masque sur vous | Oui / Non

Vos mains ont été désinfectées avant | Oui / Non

Vos mains ont été lavées avant | Oui / Non

TEMPS DE DÉPART

TEMPS D'ARRIVÉE

Le masque sur les autres | Oui / Non

Votre description de la distanciation sociale

L'état de votre santé:

LE LIEU
et l'adresse

LA DATE:

Vos mains ont été désinfectées après	Oui / Non	
Vos mains ont été lavées après	Oui / Non	
Le nombre de personnes		
À l'extérieur ou à l'intérieur		
Votre température corporelle		
Votre mode de transport		
Le masque sur vous	Oui / Non	
Vos mains ont été désinfectées avant	Oui / Non	
Vos mains ont été lavées avant	Oui / Non	
TEMPS DE DÉPART		
TEMPS D'ARRIVÉE		
Le masque sur les autres	Oui / Non	

L'état de votre santé:

Votre description de
la distanciation sociale

LE LIEU
et l'adresse

Vos mains ont été désinfectées après | Oui / Non

Vos mains ont été lavées après | Oui / Non

Le nombre de personnes

À l'extérieur ou à l'intérieur

Votre température corporelle

Votre mode de transport

Le masque sur vous | Oui / Non

Vos mains ont été désinfectées avant | Oui / Non

Vos mains ont été lavées avant | Oui / Non

TEMPS DE DÉPART

TEMPS D'ARRIVÉE

Le masque sur les autres | Oui / Non

L'état de votre santé:

LE LIEU
et l'adresse

Votre description de la distanciation sociale

LA DATE:

LA DATE:

Vos mains ont été désinfectées après — Oui / Non

Vos mains ont été lavées après — Oui / Non

Le nombre de personnes

À l'extérieur ou à l'intérieur

Votre température corporelle

Votre mode de transport

Le masque sur vous — Oui / Non

Vos mains ont été désinfectées avant — Oui / Non

Vos mains ont été lavées avant — Oui / Non

TEMPS DE DÉPART

TEMPS D'ARRIVÉE

Le masque sur les autres — Oui / Non

Votre description de la distanciation sociale

L'état de votre santé:

LE LIEU
et l'adresse

LA DATE:

Vos mains ont été désinfectées après — Oui / Non

Vos mains ont été lavées après — Oui / Non

Le nombre de personnes

À l'extérieur ou à l'intérieur

Votre température corporelle

Votre mode de transport

Le masque sur vous — Oui / Non

Vos mains ont été désinfectées avant — Oui / Non

Vos mains ont été lavées avant — Oui / Non

TEMPS DE DÉPART

TEMPS D'ARRIVÉE

Le masque sur les autres — Oui / Non

Votre description de la distanciation sociale

L'état de votre santé:

LE LIEU
et l'adresse

LA DATE:

Vos mains ont été désinfectées après — Oui / Non

Vos mains ont été lavées après — Oui / Non

Le nombre de personnes

À l'extérieur ou à l'intérieur

Votre température corporelle

Votre mode de transport

Le masque sur vous — Oui / Non

Vos mains ont été désinfectées avant — Oui / Non

Vos mains ont été lavées avant — Oui / Non

TEMPS DE DÉPART

TEMPS D'ARRIVÉE

Le masque sur les autres — Oui / Non

Votre description de la distanciation sociale

L'état de votre santé:

LE LIEU
et l'adresse

LA DATE:

Vos mains ont été désinfectées après — Oui / Non

Vos mains ont été lavées après — Oui / Non

Le nombre de personnes

À l'extérieur ou à l'intérieur

Votre température corporelle

Votre mode de transport

Le masque sur vous — Oui / Non

Vos mains ont été désinfectées avant — Oui / Non

Vos mains ont été lavées avant — Oui / Non

TEMPS DE DÉPART

TEMPS D'ARRIVÉE

Le masque sur les autres — Oui / Non

Votre description de la distanciation sociale

L'état de votre santé:

LE LIEU
et l'adresse

LA DATE:

Vos mains ont été désinfectées après — Oui / Non

Vos mains ont été lavées après — Oui / Non

Le nombre de personnes

À l'extérieur ou à l'intérieur

Votre température corporelle

Votre mode de transport

Le masque sur vous — Oui / Non

Vos mains ont été désinfectées avant — Oui / Non

Vos mains ont été lavées avant — Oui / Non

TEMPS DE DÉPART

TEMPS D'ARRIVÉE

Le masque sur les autres — Oui / Non

L'état de votre santé:

LE LIEU
et l'adresse

Votre description de
la distanciation sociale

Vos mains ont été désinfectées après — Oui / Non

Vos mains ont été lavées après — Oui / Non

Le nombre de personnes

À l'extérieur ou à l'intérieur

Votre température corporelle

Votre mode de transport

Le masque sur vous — Oui / Non

Vos mains ont été désinfectées avant — Oui / Non

Vos mains ont été lavées avant — Oui / Non

TEMPS DE DÉPART

TEMPS D'ARRIVÉE

Le masque sur les autres — Oui / Non

LA DATE:

Votre description de la distanciation sociale

L'état de votre santé:

LE LIEU
et l'adresse

LA DATE:

Vos mains ont été désinfectées après | Oui / Non

Vos mains ont été lavées après | Oui / Non

Le nombre de personnes

À l'extérieur ou à l'intérieur

Votre température corporelle

Votre mode de transport

Le masque sur vous | Oui / Non

Vos mains ont été désinfectées avant | Oui / Non

Vos mains ont été lavées avant | Oui / Non

TEMPS DE DÉPART

TEMPS D'ARRIVÉE

Le masque sur les autres | Oui / Non

Votre description de la distanciation sociale

L'état de votre santé:

LE LIEU
et l'adresse

LA DATE:

Vos mains ont été désinfectées après — Oui / Non

Vos mains ont été lavées après — Oui / Non

Le nombre de personnes

À l'extérieur ou à l'intérieur

Votre température corporelle

Votre mode de transport

Le masque sur vous — Oui / Non

Vos mains ont été désinfectées avant — Oui / Non

Vos mains ont été lavées avant — Oui / Non

TEMPS DE DÉPART

TEMPS D'ARRIVÉE

Le masque sur les autres — Oui / Non

Votre description de la distanciation sociale

L'état de votre santé:

LE LIEU
et l'adresse

LA DATE:

Vos mains ont été désinfectées après — Oui | Non

Vos mains ont été lavées après — Oui | Non

Le nombre de personnes

À l'extérieur ou à l'intérieur

Votre température corporelle

Votre mode de transport

Le masque sur vous — Oui | Non

Vos mains ont été désinfectées avant — Oui | Non

Vos mains ont été lavées avant — Oui | Non

TEMPS DE DÉPART

TEMPS D'ARRIVÉE

Le masque sur les autres — Oui | Non

L'état de votre santé:

Votre description de la distanciation sociale

LE LIEU
et l'adresse

Vos mains ont été désinfectées après | Oui / Non

Vos mains ont été lavées après | Oui / Non

Le nombre de personnes

À l'extérieur ou à l'intérieur

Votre température corporelle

Votre mode de transport

Le masque sur vous | Oui / Non

Vos mains ont été désinfectées avant | Oui / Non

Vos mains ont été lavées avant | Oui / Non

TEMPS DE DÉPART

TEMPS D'ARRIVÉE

Le masque sur les autres | Oui / Non

L'état de votre santé:

LE LIEU
et l'adresse

Votre description de la distanciation sociale

LA DATE:

LA DATE:

Vos mains ont été désinfectées après — Oui | Non

Vos mains ont été lavées après — Oui | Non

Le nombre de personnes

À l'extérieur ou à l'intérieur

Votre température corporelle

Votre mode de transport

Le masque sur vous — Oui | Non

Vos mains ont été désinfectées avant — Oui | Non

Vos mains ont été lavées avant — Oui | Non

TEMPS DE DÉPART

TEMPS D'ARRIVÉE

Le masque sur les autres — Oui | Non

Votre description de la distanciation sociale

L'état de votre santé:

LE LIEU
et l'adresse

Vos mains ont été désinfectées après Oui | Non

Vos mains ont été lavées après Oui | Non

Le nombre de personnes

À l'extérieur ou à l'intérieur

Votre température corporelle

Votre mode de transport

Le masque sur vous Oui | Non

Vos mains ont été désinfectées avant Oui | Non

Vos mains ont été lavées avant Oui | Non

TEMPS DE DÉPART

TEMPS D'ARRIVÉE

Le masque sur les autres Oui | Non

L'état de votre santé:

LE LIEU
et l'adresse

Votre description de
la distanciation sociale

LA DATE:

LA DATE:

Vos mains ont été désinfectées après — Oui / Non

Vos mains ont été lavées après — Oui / Non

Le nombre de personnes

À l'extérieur ou à l'intérieur

Votre température corporelle

Votre mode de transport

Le masque sur vous — Oui / Non

Vos mains ont été désinfectées avant — Oui / Non

Vos mains ont été lavées avant — Oui / Non

TEMPS DE DÉPART

TEMPS D'ARRIVÉE

Le masque sur les autres — Oui / Non

Votre description de la distanciation sociale

L'état de votre santé:

LE LIEU
et l'adresse

LA DATE:

Vos mains ont été désinfectées après | Oui / Non

Vos mains ont été lavées après | Oui / Non

Le nombre de personnes

À l'extérieur ou à l'intérieur

Votre température corporelle

Votre mode de transport

Le masque sur vous | Oui / Non

Vos mains ont été désinfectées avant | Oui / Non

Vos mains ont été lavées avant | Oui / Non

TEMPS DE DÉPART

TEMPS D'ARRIVÉE

Le masque sur les autres | Oui / Non

Votre description de la distanciation sociale

LE LIEU
et l'adresse

L'état de votre santé:

LA DATE:

Vos mains ont été désinfectées après — Oui / Non

Vos mains ont été lavées après — Oui / Non

Le nombre de personnes

À l'extérieur ou à l'intérieur

Votre température corporelle

Votre mode de transport

Le masque sur vous — Oui / Non

Vos mains ont été désinfectées avant — Oui / Non

Vos mains ont été lavées avant — Oui / Non

TEMPS DE DÉPART

TEMPS D'ARRIVÉE

Le masque sur les autres — Oui / Non

Votre description de la distanciation sociale

L'état de votre santé:

LE LIEU
et l'adresse

LA DATE:

Vos mains ont été désinfectées après — Oui / Non

Vos mains ont été lavées après — Oui / Non

Le nombre de personnes

À l'extérieur ou à l'intérieur

Votre température corporelle

Votre mode de transport

Le masque sur vous — Oui / Non

Vos mains ont été désinfectées avant — Oui / Non

Vos mains ont été lavées avant — Oui / Non

TEMPS DE DÉPART

TEMPS D'ARRIVÉE

Le masque sur les autres — Oui / Non

Votre description de la distanciation sociale

L'état de votre santé:

LE LIEU
et l'adresse

LA DATE:

Vos mains ont été désinfectées après — Oui / Non

Vos mains ont été lavées après — Oui / Non

Le nombre de personnes

À l'extérieur ou à l'intérieur

Votre température corporelle

Votre mode de transport

Le masque sur vous — Oui / Non

Vos mains ont été désinfectées avant — Oui / Non

Vos mains ont été lavées avant — Oui / Non

TEMPS DE DÉPART

TEMPS D'ARRIVÉE

Le masque sur les autres — Oui / Non

Votre description de la distanciation sociale

L'état de votre santé:

LE LIEU
et l'adresse

Vos mains ont été désinfectées après — Oui / Non

Vos mains ont été lavées après — Oui / Non

Le nombre de personnes

À l'extérieur ou à l'intérieur

Votre température corporelle

Votre mode de transport

Le masque sur vous — Oui / Non

Vos mains ont été désinfectées avant — Oui / Non

Vos mains ont été lavées avant — Oui / Non

TEMPS DE DÉPART

TEMPS D'ARRIVÉE

Le masque sur les autres — Oui / Non

L'état de votre santé:

LA DATE:

Votre description de la distanciation sociale

LE LIEU
et l'adresse

Made in the USA
Monee, IL
08 November 2026

68002511R00050